Contribution

à l'étude du rôle

des Leucocytes

dans l'absorption

et le transport

du Mercure

par le

Dʳ Louis CUISINIER

1904

CONTRIBUTION A L'ÉTUDE

DU

ROLE DES LEUCOCYTES

DANS L'ABSORPTION

ET LE TRANSPORT DU MERCURE

CONTRIBUTION A L'ÉTUDE

DU

ROLE DES LEUCOCYTES

DANS L'ABSORPTION

ET LE TRANSPORT DU MERCURE

PAR

Le Dr Louis CUISINIER

Médecin Stagiaire au Val-de-Grâce.

———◆———

LYON

A. REY & Cie, IMPRIMEURS-ÉDITEURS DE L'UNIVERSITÉ

4, RUE GENTIL, 4

—

1904

A LA MÉMOIRE DE MA MÈRE

A MON PÈRE

Les expériences formant la partie personnelle de cette thèse ont été poursuivies dans le laboratoire de pathologie générale de M. le professeur Mayet. Nous le remercions de l'intérêt qu'il a pris à nos recherches et du très grand honneur qu'il nous fait en voulant bien présider notre thèse.

M. le professeur-agrégé Collet nous en a inspiré le sujet; il nous a guidé dans nos travaux, indiqué les expériences à faire; il a été, pour son élève inexpérimenté, un maître plein de bienveillance. Qu'il soit assuré de notre reconnaissance.

M. le Dr Nicolas, préparateur au laboratoire de pathologie générale a mis à notre disposition son inépuisable complaisance et ses connaissances en chimie et en physique. Nous avons dû bien souvent l'importuner; merci de tout notre cœur de ne nous l'avoir jamais laissé soupçonner.

C'est dans ces quinze dernières années que l'on s'est préoccupé du rôle des leucocytes dans l'absorption et le transport de certains médicaments, tels que l'arsenic, l'iode, le fer.

La place toujours plus grande prise dans la thérapeutique anti-syphilitique par les injections de sels insolubles de mercure, ou de mercure métallique à l'état d'huile grise a poussé les expérimentateurs à rechercher dans le cas particulier le rôle des leucocytes. ARNOZAN, MONTEL, STASSANO, se sont surtout occupés du calomel. Sur les conseils de M. le professeur agrégé COLLET, nous nous sommes adressé au mercure métallique et nous avons expérimenté chez la grenouille et le cobaye.

Le premier chapitre de ce travail sera une vue d'ensemble sur l'absorption par les leucocytes des corps étrangers inertes, puis des microbes et enfin des médicaments autres que le mercure.

Dans un deuxième chapitre, nous résumerons les travaux antérieurs de MONTEL et STASSANO relatifs à l'absorption des sels de mercure.

Nos expériences personnelles et les considérations auxquelles elles nous ont paru donner lieu formeront le troisième chapitre.

Enfin, l'exposé des recherches de STASSANO sur le rôle du noyau dans la fixation des sels de mercure et sur l'élimination de ces corps complètera notre thèse.

RÔLE DES LEUCOCYTES

DANS L'ABSORPTION
ET LE TRANSPORT DU MERCURE

CHAPITRE PREMIER

LA PHAGOCYTOSE

§ 1. ABSORPTION DES CORPS ÉTRANGERS ET DES MICROBES

La théorie de la phagocytose, exposée de façon défi-
nitive et complète dans le livre de METCHNIKOFF [20] sur
l'immunité, a pour base les faits innombrables observés depuis plus d'un demi-siècle. Dès 1850, en effet,
on avait signalé des cellules renfermant des globules
rouges (blùthörperchenhaltize Zellen) dans la rate, dans
les ganglions et dans beaucoup de produits patho-
logiques ; on crut à des phénomènes purement physiques et Virchow invoquait la pression mécanique
pour expliquer la pénétration du globule rouge dans le
blanc. En 1858, HACKEL, injectant de l'indigo dans les
vaisseaux d'un mollusque gastéropode, le thétys, était
surpris de retrouver les corpuscules colorés dans
l'intérieur des leucocytes amiboïdes de cet animal.
Les travaux de HOFFMANN, RECKLINGHAUSEN, PONFICK,

qui datent de 1867, montraient nettement que les grains de carmin et de vermillon, injectés dans le sang, se déposent dans plusieurs organes, la rate, les ganglions lymphatiques, la moelle des os ; ces observateurs virent que les grains colorés ne restent pas longtemps dans le sang ou la lymphe, mais se retrouvent à l'intérieur des éléments cellulaires. Ces faits furent maintes fois confirmés, et la propriété des cellules amiboïdes de renfermer des corpuscules étrangers fut reconnue comme tout à fait générale. Mais on pensait que ces corps pénétraient de façon passive dans le protoplasma visqueux.

Conheim, Recklinghausen décrivirent en 1868 la margination des cellules blanches dans les capillaires et les veinules, leur fixation, puis leur passage à travers la paroi de ces vaisseaux, établissant ainsi la diapédèse des leucocytes. Aussi bien, à la suite de leurs publications, Langhans en 1870 et Bizzozero en 1872, démontrant l'absorption des hémorragies par les exsudats inflammatoires, étaient-ils tous deux d'accord sur la nature vitale et non mécanique du processus : ils insistaient sur l'englobement actif des hématies par les leucocytes.

Vers 1871 Hayem, Hirchsfeld et Rindfleisch signalent la présence de microbes dans les globules blancs. On pensa que c'étaient des microbes morts, que les phagocytes n'étaient capables de s'emparer que de microbes préalablement tués, ramenés à l'état de corps étrangers inertes. Mais on vit des leucocytes de grenouilles remplis des bacilles *mobiles* d'une septicémie artificielle. Les leucocytes furent alors considérés

comme les vecteurs des microbes d'un point à l'autre
de l'organisme, comme leur fournissant même un
bon milieu de culture. Ce fut l'idée régnante
pendant dix ans, celle que soutenait VIRCHOW, lorsque
METCHNIKOFF lui faisait part de ses conceptions personnelles sur la phagocytose en tant que moyen de
défense de l'organisme.

Ces conceptions, METCHNIKOFF les fit triompher, démontrant, par une suite d'expériences sur les animaux
inférieurs, la défense et la protection de l'organisme par
les leucocytes, qui détruisent les microbes cherchant
à l'envahir. Ses premières publications datent de 1882.
L'observation de la digestion des planaires et des actinies, digestion exclusivement intra-cellulaire, lui avait
montré les substances alimentaires saisies par les
cellules vibratiles ou amiboïdes, englobées et digérées.
Le rôle utile de ces éléments lui fit pressentir le rôle
analogue des leucocytes. Injectant des hématies d'oie
dans le corps d'escargots ou de limaces, il assista à
leur englobement. L'étude des éponges le convainquit
que la présence de corpuscules étrangers dans les cellules amiboïdes devait être attribuée à un processus
actif et se rapprochait des phénomènes de digestion intra-cellulaire se passant dans les cellules épithéliales du tube digestif des planaires et des actinies.
METCHNIKOFF rendit sensible, lumineuse, cette idée de
la défense de l'organisme, de l'arrivée en troupes, des
leucocytes autour de l'agent nocif, en prenant des bipinnaires, grosses larves d'étoiles de mer, transparentes,
dans le corps desquelles il implantait de fines épines de
rosier. Au bout de peu de temps ces échardes étaient

entourées d'une masse de cellules amiboïdes venues
pour en faire le siège et s'en emparer, si possible.

Lorsque le corps étranger n'est pas trop volumineux
en effet, les leucocytes l'englobent et le digèrent. On
le peut observer dans une maladie des Daphnies provoquée par des blastomycètes : les spores, grâce à leurs
pointes piquantes, pénètrent dans la cavité du corps,
remplie de sang, s'y trouvent en butte aux attaques des
leucocytes qui les détruisent et les digèrent.

L'inflammation étant due à des microbes, il en résul-
tait que l'accumulation des globules blancs pouvait a
priori être regardée comme un moyen de défense de
l'organisme contre les microbes que venaient détruire
les leucocytes. A la suite de Metchnikoff, de très
nombreux auteurs vinrent confirmer l'absorption et la
digestion des divers microbes par les leucocytes :
Bacillus subtilis détruit par les leucocytes du grillon
(Balbiani, Comptes rendus de l'Académie des Sciences,
1886) ; bactéridie charbonneuse englobée par les phagocytes du sac lymphatique dorsal de la grenouille ;
spirilles d'Obermaïer par les macrophages du cobaye,
les leucocytes de la rate des singes ; bacille de Koch
par les globules blancs du pigeon (Wagner, Ann. de
l'Institut Pasteur, 1890; Mesnil, Ann. de l'Institut
Pasteur, 1895).

La théorie de la phagocytose, expliquée, en 1891,
après les recherches de Leber (Die Entstehung der
Entsündung, Leipsig, 1891), de Monart et Bordet,
par celle de la chimiotaxie, était ainsi établie. L'étude
de l'immunité naturelle ou acquise et de la réceptivité
dans leur rapport avec l'intensité de la diapédèse et de

la phagocytose en était le complément et apportait de nouvelles preuves à son appui.

Nous avons voulu seulement présenter une vue d'ensemble, synthétique, du développement de la théorie de la phagocytose, en résumer les étapes sans avoir eu le moins du monde la prétention d'en écrire l'historique.

§ 2. ABSORPTION DES MÉDICAMENTS PAR LES LEUCOCYTES

La phagocytose des microbes vivants et virulents étant admise, celle des médicaments apparaissait possible et la formation, au niveau des injections hypodermiques thérapeutiques, de nodus inflammatoires ou pseudo-inflammatoires la rendait vraisemblable. Ce n'est guère que vers 1890 que l'on commence à se préoccuper de cette question. MERGET[18], en 1888, dans son importante thèse sur l'absorption du mercure, sa transformation et son élimination, ne parle pas du rôle possible des globules blancs. « Le sang des capillaires, dit-il, étant en rapports continus d'échanges endosmotiques avec les liquides des tissus dont il parcourt la trame, le mercure, qu'il contient à l'état de division moléculaire, participe à ces échanges et pénètre ainsi dans les organes qui en sont le siège sans perdre son état métallique.....

Quand le mercure, dit-il encore plus loin, est directement introduit dans la circulation générale, c'est le plasma qui lui fournit le milieu propre à sa diffusion et, comme son mélange intime avec la partie fluide du sang, à laquelle il est inséparablement uni, rend forcément leurs migrations communes, on le retrouve avec elle dans toutes les sécrétions de l'économie. »

Absorption du fer. — Ce sont les travaux de
Kobert [11] et de ses élèves de l'Université de Dorpat,
Stender et Schmul [31] entre autres *(Lehrbuch der Intoxicationen)*, qui ont les premiers établi l'absorption et
le transport des médicaments par les leucocytes. La
réaction du sulfhydrate d'ammoniaque et celle du ferrocyanure de potassium leur permettent de montrer le
fer intra-leucocytaire dans le foie, la rate, parvenant
ainsi véhiculé jusqu'aux glandes mammaires. Les leucocytes chargés de fer (eisenbeladene Leucocyten)
paraissent, en effet, après traitement par le ferrocyanure, colorés profondément en bleu ; les noyaux sont
plus sombres. A l'examen microscopique des coupes
du foie de grenouille après injection de « ferratin »,
on voit les capillaires remplis de tels leucocytes, alors
que les cellules hépatiques ne présentent pas de modifications sous l'influence du ferrocyanure de potassium.
Kobert trouvait de même du fer dans les leucocytes de
la rate après hématolyse expérimentale, et il note
expressément la différence entre les lymphocytes qui
ne sont pas phagocytes et les leucocytes polynucléaires
qui le sont.

Absorption de l'arsenic. — En 1899, Besredka [4]
publia dans les *Annales de l'Institut Pasteur* trois mémoires sur l'immunité vis-à-vis des composés arseni-
caux. Le premier seul de ces mémoires nous intéresse.
Voulant démontrer à nouveau que les leucocytes pou-
vaient absorber des microbes virulents, il injecte dans
la cavité péritonéale de cobayes une solution aqueuse
de trisulfure d'arsenic, de pouvoir toxique très élevé,

d'un beau rouge orangé après adjonction d'un peu d'ammoniaque. Déjà un quart d'heure après l'injection on peut trouver un ou plusieurs leucocytes contenant dans leur intérieur une substance rougeâtre de forme irrégulière, qui, sans aucun doute, est formée de grains de trisulfure devenus la proie des phagocytes: « Quand l'animal survit et triomphe de l'empoisonnement. l'exsudat fourmille de leucocytes; à côté des polynucléaires on voit de beaux macrophages bien mobiles dont la plupart sont remplis de corpuscules rouges ; on ne trouve plus de corpuscules libres.

Au début de la période phagocytaire. les masses rouges de trisulfure sont généralement uniques, de dimensions considérables, occupant le centre des leucocytes ; plus tard, le tableau change : la grande majorité des globules blancs contient non plus un seul, mais plusieurs corpuscules petits, de forme régulière et situés à la périphérie des leucocytes, faisant croire à une désintégration en miettes très fines de la masse de trisulfure. »

Absorption du salicylate de soude. — Au Congrès de Bordeaux de 1900, le professeur Arnozan [1] fit avec son élève Montel, une communication sur l'absorption du salicylate de soude par les leucocytes.

« On fait, disaient ces auteurs, une injection hypodermique d'une solution de salicylate de soude ; quelques heures après on sacrifie l'animal; le foyer de l'injection est farci de leucocytes. Si on les examine en versant sur la préparation une goutte d'une solution très étendue de perchlorure de fer, on voit les globules

blancs se parsemer de grains noirs, les composés salicylés qu'ils ont absorbés se transformant en composés
salicylés ferrugineux.

Absorption de l'atropine. — LOMBARD [16] (thèse
de Paris, 1901) injecte de l'atropine sous la peau d'un
cobaye ou d'un lapin, le saigne à blanc, centrifuge le
sang, obtient trois couches, une de sérum, une de
globules blancs, une de globules rouges; il injecte
séparément ces trois portions à trois chats, animaux
très sensibles à l'atropine. Seul, le chat qui a reçu les
globules blancs présente de la mydriase.

Absorption de l'iode. — STASSANO et BOURCET [20],
M. LABBÉ et LORTAT-JACOB [14] *(Société de biologie,* 1902)
LORTAT-JACOB [15] (thèse de Paris, 1903) démontrent l'absorption de l'iode par les leucocytes grâce à la réaction
du bichlorure de mercure en solution saturée donnant
un précipité rouge brillant d'iodure de mercure et à
celle de l'amidon filtré donnant des leucocytes bleus-
violets, soit uniformément, soit en bordure, après expo-
sition du liquide aux vapeurs d'acide acétique.

« Si, disent ces mêmes auteurs, on injecte dans le
péritoine d'un cobaye un demi-centimètre cube d'une
solution iodo-iodurée à 1/100, les leucocytes recueillis
un quart d'heure après l'injection se montrent forte-
ment teintés en jaune; cette coloration se manifeste
habituellement sous forme de croissant occupant la
périphérie de certains leucocytes, et elle est bien due
à l'iode, car si à une purée de tels leucocytes obtenue
par centrifugation on ajoute des traces d'une solution

iodo-iodurée à 1/3o, cette coloration devient encore plus foncée et plus manifeste. »

Ainsi, les leucocytes s'emparent du fer, de l'arsenic, du salicylate de soude, de l'atropine, de l'iode. Nous allons, dans notre deuxième chapitre, nous occuper plus spécialement de notre sujet, de l'absorption du mercure par les leucocytes.

CHAPITRE II

ABSORPTION DES SELS DE MERCURE
PAR LES LEUCOCYTES
(TRAVAUX DE STASSANO ET MONTEL)

Tous les syphiligraphes qui ont étudié les injections de sels insolubles de mercure ont observé la formation d'abcès assez fréquents au lieu de l'injection.

NEISSER cité par LABBÉ [13] (*Presse médicale* du 8 novembre 1903) injectant, à titre d'expérience du calomel en suspension dans l'huile de vaseline sous la peau de cobayes, examinait les nodules d'injection quinze à vingt jours plus tard, y trouvait des leucocytes, des cellules granuleuses, des gouttes d'huile de vaseline, des vaisseaux thrombosés et infiltrés de granulations noires de mercure.

JULLIEN, dans son *Traité des maladies vénériennes*, HARTHUNG, faisaient des constatations analogues. BALZER, Mlle KLUMPKE [2,3], REBLAUD (1888) étudièrent l'action nécrosante ou inflammatoire des injections de calomel et d'huile grise. « Les injections d'huile grise sont bien supportées, disent-ils ; il se forme des foyers hématico-purulents non nécrosants, comme avec le calomel et l'oxyde jaune. »

De ces faits maintes et maintes fois observés, on n'avait tiré aucune conclusion au sujet du rôle possible des leucocytes dans la diffusion du mercure dans l'organisme ; et pourtant BALZER et Mlle KLUMPKE, dans un article de la *Revue de médecine*, de 1888, où ils étudiaient l'élimination du mercure, citent PEREIRA qui, vers 1873, trouvait du mercure *dans le pus des abcès, dans le pus des ulcères* d'individus ayant subi un traitement mercuriel.

WELANDER[32] recherchant, lui aussi, les voies d'élimination du mercure, note qu'il l'a trouvé, et en abondance, dans le sang des malades qui subissaient ou avaient subi un traitement mercuriel. « J'ai pu le trouver dans le pus de trois personnes qui venaient de terminer un traitement mercuriel. »

C'est en 1898 que STASSANO[24] tire de ces faits : afflux de leucocytes au lieu de l'injection, présence du mercure dans le sang et *dans le pus*, leurs conséquences logiques et étudie systématiquement le rôle de leucocytes dans l'absorption du mercure. Il communique ses recherches, en 1898, à l'Académie des sciences.

Il avait essayé, tout d'abord, de déceler au microscope la présence du mercure dans les leucocytes, mais n'y était parvenu qu'imparfaitement, n'ayant point trouvé de réaction colorée caractéristique.

Cependant, observant à un grossissement moyen de 300 diamètres la circulation capillaire d'une grenouille empoisonnée par le sublimé, il avait remarqué que les leucocytes apparaissent plus rugueux, surtout moins réfringents, lorsqu'on fait arriver dans le torrent circulatoire quelques gouttes d'une solution d'iodure de potassium. « Ces légers changements, dit-il, trahissent peut-être la précipitation de traces infinitésimales à iodure mercurique dans le protoplasma. »

Stassano n'ayant pu résoudre parfaitement par le microscope le problème qu'il s'était posé, s'est adressé à l'analyse chimique ordinaire ; il s'est efforcé d'isoler par centrifugation du sang une certaine masse de leucocytes et de comparer la quantité de mercure qu'on y trouve avec les quantités de ce même corps que fournissent les autres éléments (plasma et globules rouges) du sang en expérience.

Pour rendre le sang incoagulable, cet expérimentateur s'est servi de l'extrait de tête de sangsue, qui ne fait pas baisser le nombre des leucocytes à l'intérieur de l'organisme, n'est point toxique et agit presque aussi bien *in vitro* qu'*in vivo*. Pour éviter des hypoleucocytes toxiques, le sublimé n'a pas été injecté en trop grande quantité. Enfin le procédé opératoire a été contrôlé en l'appliquant à la recherche analogue du saccharate de fer dont l'absorption par les leucocytes est bien démontrée, comme nous l'avons vu dans les travaux de Kobert et de ses élèves, par la belle réaction microchimique du ferrocyanure. Ce sont des chiens de très forte taille qui ont été employés pour ces expériences : il était possible de leur injecter de 5 à 10 milligrammes de sublimé par kilogramme sous la peau et de 1 à 3 milligrammes dans les veines, sans les affaiblir notablement et amener la disparition ou la désagrégation dans le sang d'un grand nombre de leucocytes.

La centrifugation était d'une durée de deux heures. Le plasma surnageant était éloigné à l'aide d'un siphon et, en inclinant le récipient, on amenait à l'ouverture la couche blanche ; il était possible, soit de la saisir avec une pince si elle formait une membrane assez résistante, soit de la faire basculer. On recueillait fatalement avec les leucocytes un peu de plasma et quelques globules rouges, mais la teneur en mercure de l'un et des autres étant minime, ce n'est pas là une cause appréciable d'erreur. « Si l'on prélève, en effet, du plasma et du stroma rouge en poids égal à celui de la couche de leucocytes, et si l'on cherche ensuite le mercure dans les deux échantillons, on ne parvient à déceler la moindre trace de mercure ni dans l'un ni dans l'autre, tandis que, dans la couche des leucocytes, on en trouve *toujours* une petite quantité, que l'on peut rendre très apparente en la transformant en biiodure de mercure. »

Parfois pourtant on extrait une trace très minime de mercure de la quantité totale du plasma. Aussi, pour rendre les expériences absolument concluantes et les mettre à l'abri de toute objection, STASSANO a employé la technique suivante que nous lui avons empruntée pour nos recherches. « A un chien qui vient de recevoir du mercure, j'injecte dans le péritoine 3oo à 4oo grammes d'eau physiologique tiède et parfaitement stérile, ce qui a pour effet d'attirer rapidement dans la cavité abdominale un très grand nombre de leucocytes qu'il est facile de recueillir à peine trois ou quatre heures après l'injection ; ce résidu varie beaucoup d'un cas à l'autre : le plus souvent il est très abondant, mais certaines fois il n'atteint que quelques centimètres cubes. *Dans tous les cas cependant, ce liquide périto-*

néal est toujours chargé de mercure et l'anneau de biiodure qu'il donne est infiniment supérieur à celui qui est fourni par un volume égal de sang et dépasse même celui de la masse totale du sang. » En résumé, conclut l'auteur de ces travaux, les expériences ci-dessus démontrent nettement que les leucocytes sont les agents exclusifs de l'absorption et du transport dans la circulation des composés mercuriels.

Stassano avait résolu la question par la chimie. En 1900, un élève du professeur Arnozan, Montel[22], s'efforça de saisir sous le microscope la phagocytose du mercure par les leucocytes. C'est sa thèse que nous allons maintenant résumer. Il se servit de calomel en suspension dans l'huile de vaseline (1 gr. 50 de calomel pour 15 d'huile de vaseline), injectant à des cobayes 0 gr. 02 de ce sel sous la peau et 0.005 à 0.01 dans le péritoine : ce ne sont pas là des doses toxiques pour cet animal. Après injection hypodermique de 0,02 de calomel sous la peau du flanc de deux cobayes, Montel observa que l'état général est mauvais, sans réaction locale notable, qu'il redevient bon à mesure que se forme un nodus inflammatoire ; « inflammatoire, dit l'auteur, et non pas nécrosique, c'est-à-dire une tumeur formée par l'afflux en un point des leucocytes ». A l'autopsie des deux cobayes, faite l'une cinq jours, l'autre quinze jours après l'injection, on trouve un kyste à parois épaisses renfermant une substance pâteuse semi-liquide, de couleur gris jaunâtre, renfermant des gouttes d'huile ; aux alentours, les vaisseaux sont dilatés, il y a des phénomènes de congestion macroscopiquement appréciables. « A l'examen microscopique du liquide recueilli, on trouve des leucocytes en grande abondance, qui paraissent s'entasser plus nombreux autour des cristaux de calomel et présentent autour de ces cristaux un aspect plus granuleux, plus poussiéreux, moins réfringent.» On peut voir à l'immersion qu'ils contiennent de nombreuses granulations de mercure réduit et aussi de microscopiques cristaux de calomel; il faut bien, ajoute l'auteur, se garder de confondre ces cristaux avec les granulations réfringentes que les leucocytes renferment normalement. Quand on fait varier le point du microscope, les grains et les cristaux apparaissent et disparaissent avec le globule blanc, ce qui prouve qu'ils sont bien inclus dans son protoplasma. Si l'on fait agir l'iodure de potassium, on voit les leucocytes s'assombrir, indice de la présence d'un iodure de mercure. Les leucocytes groupés autour des cristaux de calomel paraissent les user et leur faire subir des transformations chimiques.

Chez deux autres cobayes l'injection de calomel fut faite dans le péritoine. On opérait les prises de liquide péritonéal un ou deux jours après par une boutonnière de la paroi abdominale, au moyen d'une pipette effilée : les leucocytes entourent les cristaux de calomel qui se désagrègent et sont couverts d'un enduit noirâtre poussiéreux. Ces globules phagocytent nettement de petits cristaux de calomel et des granulations noires de mercure réduit. Certains globules contiennent, à côté du calomel en cristaux, une multitude de gouttelettes d'huile. Si l'on fait agir l'iodure de potassium, les leucocytes semblent s'embrumer, s'obscurcir légèrement. La leucocytose assez intense est caractérisée surtout par la présence des polynucléaires et des gros macrophages qui paraissent s'emparer activement des poussières mercuriques en suspension dans le liquide péritonéal.

Enfin s'adressant, suivant la méthode de RANVIER [23], au sac lymphatique dorsal de la grenouille, Montel observa que, dix minutes après l'injection, les globules blancs entouraient les cristaux de calomel. « Nous avons pu voir sous nos yeux, dit-il, les globules blancs s'emparant des cristaux de calomel et se les incorporant. Ce spectacle, inoubliable, de la vie dans ses manifestations, nous retint quatre heures et nous pûmes voir le calomel transparent au début prendre, sous l'action des leucocytes, cette opacité poussiéreuse qui le distingue quand il a séjourné dans le corps des animaux. Nous pûmes voir apparaître du mercure réduit qui était englobé par les phagocytes ». Les polynucléaires et les gros macrophages sont les leucocytes les plus phagocytes, qui se chargent plus spécialement de cristaux et de mercure réduit ; ce sont eux qui apportent à l'organisme les éléments les plus utiles à sa défense. Enfin, c'est surtout dans les granulations du noyau que se localiserait le mercure.

Ce sont là les faits notables de la thèse de Montel. Elle est un complément et un appui aux travaux de STASSANO. Ces deux expérimentateurs, par deux voies différentes, l'un par l'analyse chimique, l'autre par l'observation microscopique, sont arrivés aux mêmes résultats : à établir nettement le rôle des globules blancs dans l'absorption des sels de mercure.

CHAPITRE III

ABSORPTION DU MERCURE MÉTALLIQUE PAR LES LEUCOCYTES.

§ 1. PLAN DES EXPÉRIENCES.

Nous avons d'abord répété les expériences de Montel[22] : nous avons déposé dans le sac lymphatique dorsal de grenouilles du calomel en suspension dans l'huile de vaseline. Mais le liquide obtenu est formé d'huile et de sérum ; à l'examen dans la cuvette, on a deux couches : l'une supérieure, huileuse, l'autre inférieure, séreuse et, la supérieure, dans laquelle nagent de nombreux cristaux de calomel, nuit à la netteté de l'inférieure où se trouvent les leucocytes. De plus, les cristaux de calomel ne présentent ni coloration, ni forme parfaitement caractéristiques ; ils ne sont pas toujours semblables à eux-mêmes, au moins à l'examen microscopique et il faut un œil exercé, habitué à les déceler pour les découvrir à l'intérieur des globules blancs. Montel avait d'ailleurs résolu la question de l'absorption du calomel par les leucocytes; nous n'avons pas continué ces expériences qui nous auraient mené au même point que l'élève du professeur Arnozan.

Caractères du mercure métallique en émulsion.—Ces considérations : difficulté d'examen du li-

quide mi-séreux, mi-huileux, manque de caractères diffé-
rentiels des cristaux de calomel, nous firent chercher un
autre mode d'expérimentation. En examinant de l'huile
grise au miscrocope, on est frappé de l'aspect de l'émulsion : on voit des sphères mercurielles de diverses gran-
deurs ; leur diamètre varie de 15 ou 20 μ à 1 μ et moins ;
ce sont des sphères au sens géométrique du mot, leur
contour apparaît parfaitement circonférentiel ; elles
sont d'un noir mat avec un centre lumineux ; elles présentent aussi un secteur lumineux, étroit, parfois très
net, parfois difficile à distinguer, surtout lorsque la
sphère est petite. On peut le faire disparaître en ne per-
mettant l'accès de la lumière que par la face inférieure
de la lamelle porte-objet. Dans le champ du microscope,
ces sphères, les unes infiniment petites, les autres d'un
diamètre plus grand, qui se détachent si bien en noir
sur le fond lumineux, donnent l'impression d'un « fir-
mament négatif ». *A priori*, ces sphères, de par ces
caractères, semblaient devoir être facilement reconnues
à l'intérieur des leucocytes et différenciées des granulations physiologiques.

Mais on se trouve, avec l'huile grise, au point de vue
de sa différence de densité avec le sérum, dans les
mêmes conditions qu'avec le calomel dans l'huile de
vaseline. En triturant, dans un mortier, du mercure avec
de la gomme arabique et un peu d'eau, on obtient une
émulsion miscible au sérum : dans cette préparation, le
mercure est aussi finement émulsionné que dans l'huile
grise. Nous n'en saurions indiquer les proportions : nous
ne l'employions, en effet, jamais le jour même de sa
confection, mais les jours suivants ; les gouttelettes de

mercure les moins finement émulsionnées avaient eu
le temps de se déposer et la partie supérieure de l'émulsion ne contenait du mercure qu'à l'état de division
extrême. Quand à la consistance, nous ajoutions de
l'eau en quantité suffisante pour avoir une préparation
facilement injectable. Mentionnons que cette émulsion
ne dure pas indéfiniment : un flacon en contenant,
laissé au laboratoire durant les mois d'août et septembre,
préséntait des moisissures à la surface de la gomme
arabique, dans laquelle on ne trouvait plus de mercure, car il s'était rassemblé à la partie inférieure du
flacon.

Leucocytes de la grenouille. — Nous avons
expérimenté surtout sur les grenouilles, dont les leucocytes sont trois ou quatre fois plus grands que ceux de
l'homme ou du cobaye ; il est facile, avec une pipette,
de recueillir, dans le sac dorsal, de la lymphe qui
contient de nombreux globules blancs. Il y en a de
trois sortes :

1° Des *lymphocytes*, dont le noyau arrondi occupe
presque toute la cellule ; le protoplasma tient une place
extrêmement faible.

2° Les *leucocytes ordinaires* à noyau, tantôt arrondi
et unique (c'est le cas le plus rare), tantôt multilobé. On
peut avoir jusqu'à quatre lobes qui sont, en général,
nettement distincts et unis entre eux par des fils d'union;
le protoplasma occupe un volume double du noyau.

3° Les *éosinophiles*, qui, comme dimensions et
comme forme du noyau, rappellent tout à fait les leucocytes hyalins précédents. Tout l'espace extranu-

cléaire est rempli de granulations arrondies se colorant en rouge par l'éosine.

Dans la lymphe normale, dans le sang, les lymphocytes atteignent quelquefois la moitié du nombre total des globules blancs ; dans l'exsudat dorsal on en trouve à peine 2 pour 100. « Les vrais phagocytes, dit MESNIL [19] *(Ann. de l'Inst. Pasteur,* 1895) qui a étudié la résistance de la grenouille vis-à-vis de la bactéridie charbonneuse injectée dans le sac dorsal, ce sont les leucocytes ordinaires à protoplasma hyalin ; ils arrivent les premiers, dès le commencement de la leucocytose et l'on voit des microbes à leur intérieur. Les cellules éosinophiles viennent en petit nombre au point d'inoculation. Leur rôle phagocytaire se réduit à peu de chose, bien qu'avec évidence les éosinophiles soient des phagocytes. »

Avant d'entrer dans le détail de nos expériences, nous ferons remarquer le soin qu'il faut apporter à ne pas confondre le mercure avec d'autres granulations. Nous ne voulons pas parler des granulations physiologiques petites, peu distinctes, transparentes, le plus souvent réunies en amas à une extrémité de la cellule, présentant à l'examen à l'état frais une teinte verte jaunâtre très pâle. Les granulations que nous avons en vue sont d'un autre aspect, volumineuses (2 à 6 μ), jamais parfaitement rondes, mais toujours soit échancrées, soit vaguement quadrilatères ; leur coloration va du brun foncé marron au jaune clair. MESNIL signale de tels pigments dans les cellules endothéliales. Les leucocytes en contenant sont rares dans la circulation générale, de même que dans la lymphe du sac dorsal ;

ils nous ont semblé y devenir plus nombreux lorsque la grenouille avait été traumatisée, après de nombreuses prises de liquide lymphatique. Ces cellules pigmentées sont au contraire infiniment nombreuses dans le foie, la rate, la moelle des os. Elles ont été maintes fois décrites.

Ce sont les *Pigmentzellen* homologues des cellules de KUPFER du foie des mammifères. Ce sont des macrophages.

Cette cause d'erreur ne se retrouve pas chez le cobaye, mais les leucocytes y sont bien moins volumineux que chez la grenouille, moins faciles à se procurer et, de ce fait, la phagocytose plus difficile à observer.

Technique. — Nos examens microscopiques ont été faits avec un microscope WEIGERT oculaire n° 4, objectif 7 a. donnant un grossissement d'environ 800 d.

C'est toujours à l'état frais, dans une petite cuvette de 1/20 de millimètre de profondeur que nous avons observé les globules blancs. Les préparations sèches, colorées ou non, ne nous ont pas donné de bons résultats ; les sphères mercurielles intra-leucocytaires qui apparaissent si nettes et caractéristiques, le leucocyte étant dans son milieu naturel, le sérum, perdent par la dessiccation et la coloration leur parfaite netteté de contour, leur teinte noire mate, leur centre et leur secteur lumineux, caractères qui nous ont permis de les différencier des autres granulations intra-leucocytaires.

Pour les noyaux des leucocytes, il était parfois possible de les distinguer sans réactifs ; le plus fréquemment nous avons employé, pour faire apparaître le noyau, le procédé indiqué par RANVIER dans son *Traité d'histologie* « A une goutte de lymphe déposée dans la cuvette de la lame, on ajoute une goutte d'une solution d'alcool à 36 degrés dans deux parties en volume d'eau distillée ; les deux gouttes sont mélangées par agitation avec la pointe d'une aiguille. Toutes les cellules lymphatiques sont frappées de mort et les noyaux apparaissent nettement avec un double contour. »

Nous injections dans le sac lymphatique dorsal de la grenouille au moyen d'une pipette effilée, par une petite boutonnière faite à la peau, quelques gouttes de notre émulsion. Le lendemain et les jours suivants, avec une pipette identique, nous recueillions par capillarité un peu de liquide clair, transparent, *de densité uniforme*, facile à examiner de ce fait.

Pour déterminer loin du lieu de l'injection un afflux de leucocytes, nous nous sommes inspiré de la technique suivie par STASSANO (*C. R. des séances de l'Académie des sciences*, 1898). La grenouille (autant que possible ne contenant pas d'œufs dans son abdomen) est fixée sur le dos sur une plaque de liège ; la peau est sectionnée, la paroi abdominale musculaire mise à nu ; on injecte, à l'aide d'un seringue de PRAVAZ, dans l'abdomen de la grenouille 2 centimètres cubes d'eau distillée ou de sérum artificiel en piquant la paroi à 3 ou 4 millimètres de la ligne médiane, pour éviter une hémorragie ; après avoir traversé la paroi, on dirige l'aiguille parallèlement à elle et l'on pousse lentement le liquide. Deux heures après, avec une pipette très effilée que l'on dirige comme l'aiguille, on peut, par capillarité, recueillir un peu de liquide, qui, déjà à ce moment, contient, de nombreux leucocytes.

Nous avons fait des injections d'émulsion mercurielle dans la cuisse des cobayes et provoqué un afflux de leucocytes dans leur péritoine par le même procédé que chez les grenouilles. Enfin, dans le même but, chez un cobaye nous avons déterminé par l'essence de térébenthine, loin du lieu de l'injection mercurielle, un abcès de fixation dont nous avons examiné les éléments.

§ 2. EXPÉRIENCES

A. Grenouilles

Le 4 mars 1903. — Nous injectons six grenouilles nᵒˢ 1, 2, 3, 4, 5, 6, *dans le sac dorsal* avec notre émulsion de mercure dans la gomme arabique.

Examen de la *sérosité du sac dorsal* le 5 mars. Liquide transparent, contenant de nombreux leucocytes, surtout polynucléaires et mononucléaires et des sphères mercurielles libres. De nombreux leucocytes contiennent une ou plusieurs sphères mercurielles, un en contient trois qui ne sont pas sur le même plan; en pressant sur la lame couvre-objet, on le fait déplacer en même temps que le mercure qu'il contient; un autre leucocyte mercurifère présente des mouvements amiboïdes. On voit des leucocytes accumulés autour d'une grosse sphère mercurielle.

Les 6 et 7 mars, nouveaux examens du liquide du sac dorsal : on observe les mêmes phénomènes.

Le 8 mars, aux grenouilles 1, 2 et 3, injection de 2 centimètres cubes d'eau distillée *dans le péritoine*. Examen de la sérosité péritonéale deux heures après l'injection : rien chez les nᵒˢ 1 et 2; chez le nᵒ 3, après quatre prises de liquide, nous trouvons un leucocyte qui semble être un polynucléaire, contenant une sphère mercurielle d'environ 2 µ. de diamètre.

Le 9 mars, injection de 2 centimètres cubes d'eau distillée *dans le péritoine* des n°ˢ 4, 5 et 6.

La grenouille n° 4 donne un liquide contenant beaucoup de sang. Malgré des examens répétés, nous ne trouvons pas de leucocyte mercurifère dans la sérosité péritonéale des n°ˢ 5 et 6.

Le 12 mars 1903. — Injection de quelques gouttes d'émulsion à quatre grenouilles, n°ˢ 7, 8, 9, 10, *dans le sac dorsal.* La sérosité en est examinée tous les jours jusqu'au 18 : on y trouve toujours des leucocytes mercurifères ; les sphères mercurielles libres deviennent de moins en moins nombreuses à mesure que l'on s'éloigne du jour de l'injection, les leucocytes deviennent granulo-graisseux.

Le 18 mars, injection de 2 centimètres cubes de sérum artificiel *dans le péritoine* des n°ˢ 7 et 8. Pas de leucocyte contenant du mercure. A l'aide d'une pipette, nous prenons du sang dans le cœur, nous n'y voyons pas de leucocyte mercurifère.

Le 25 mars, injection de 2 centimètres cubes de sérum artificiel *dans le péritoine* des n°ˢ 9 et 10. Leucocytes normaux sans mercure, de même que ceux du sang du cœur. A l'ouverture du sac dorsal, on voit quelques filaments blanchâtres qui, à l'examen microscopique, apparaissent formés d'une infinité de globules blancs agminés avec quelques sphères mercurielles disséminées, présentant leur centre et, les plus grosses, leur reflet lumineux.

Le 2 mars 1903. — Injection de quelques gouttes d'émulsion de mercure *dans le sac dorsal* de six grenouilles, n°ˢ 11, 12, 13, 14, 15, 16.

La grenouille n° 15 meurt le 4 mai.

La sérosité du sac dorsal est examinée chaque jour, elle donne toujours des globules blancs mercurifères, polynucléaires et quelques grands mononucléaires.

Le 17 mai, quinze jours après l'injection, on voit des sphères mercurielles intra-leucocytaires, inaltérées avec un contour parfaitement rond et un triangle lumineux net.

Le 7 mai, *injection péritonéale* d'eau distillée aux n°ˢ 11, 12, 13. On n'arrive pas, deux heures après, à déceler de leucocyte contenant du mercure.

Le foie est dissocié avec des aiguilles dans du sérum, nous en faisons autant avec la rate et la moelle des os. Dans les trois cas, très nombreux leucocytes, mais aussi nombreuses cellules pigmentées de brun et de jaune, qui gènent l'examen. Dans la moelle, la présence de stroma noir et de graisse empêche une observation minutieuse des leucocytes ; nous n'en voyons pas qui contienne indubitablement une sphère mercurielle.

Le 17 mai, injection de 2 centimètres cubes d'eau distillée *dans le péritoine* des grenouilles n°s 14 et 16. Quatre heures après, nous trouvons dans le liquide péritonéal de la grenouille n° 14 un polynucléaire contenant deux sphères mercurielles de 1 à 2 μ de diamètre ; dans la sérosité péritonéale de la grenouille n° 16, un grand mononucléaire ? contenant une sphère mercurielle.

L'examen du sang, du foie, de la rate est négatif.

Le 1er juin. — Injection d'émulsion mercurielle *dans le sac dorsal* d'une nouvelle série de six grenouilles, les n°s 17, 18, 19, 20, 21, 22.

Cette série reste en observation jusqu'au 19 juin.

La sérosité du sac dorsal donne toujours des leucocytes mercurifères : la sérosité prise dans les sacs lymphatiques du flanc, des aines, donne aussi des leucocytes contenant du mercure.

Le 18 juin, examen *du liquide péritonéal* des n°s 17, 18, 19; Examen de sang pris dans le cœur, du foie et de la moelle osseuse; tous ces examens sont négatifs.

Le 19 juin, nous injectons. 2 centimètres cubes de sérum artificiel *dans le péritoine* des n°s 20, 21, 22. Le liquide péritonéal du n° 20 pris trois heures après l'injection montre, après 3 prises de liquide un leucocyte, dont nous ne pouvons voir le noyau, avec une sphère mercurielle dont nous voyons le centre lumineux.

Le 20 octobre 1903. — Nous continuons nos expériences pour rechercher les modifications subies par le mercure intra-leucocytaire. Nous n'obtenons sur ce point aucun résultat. Nous recherchons encore, en même temps, dans le péritoine, le sang, et le foie des grenouilles des leucocytes mercurifères.

Du 20 octobre au 15 novembre, nous examinons et injectons

20 grenouilles. Constamment dans le sac dorsal nous trouvons des leucocytes contenant du mercure ; nous faisons apparaître les noyaux par une goutte d'alcool dilué : Les polynucléaires mercurifères semblent dominer.

Les membranes blanchâtres trouvées au lieu de l'injection trai_tées à chaud et à froid par une solution concentrée d'*iodure de potassium* ne présentent jamais de modifications de coloration.

A ces 20 grenouilles nous avons injecté de l'eau distillée dans le péritoine et examiné, deux à trois heures après, les leucocytes qui y avaient été amenés. Nous avons trouvé :

1° Un leucocyte mercurifère (dont nous ne saurions dire si c'est un polynucléaire ou un mononucléaire) chez la grenouille n° 27 qui avait reçu du mercure le 21 octobre et fut sacrifiée le 24.

2° Un polynucléaire, contenant une petite sphère mercurielle chez la grenouille n° 32 qui avait reçu du mercure le 26 octobre et fut sacrifiée le 29.

3° Deux leucocytes (l'un était un polynucléaire) contenant, le polynucléaire, deux sphères, l'autre une, chez la grenouille n° 40 injectée le 15 novenmbre et sacrifiée le 24.

L'examen du liquide péritonéal des dix-sept autres fut négatif au point de vue des leucocytes mercurifères, de même que l'examen du foie, de la rate et du sang qui fut fait chez huit d'entre elles.

B. COBAYES.

Cobaye n° 1. — 520 grammes. Injection dans la cuisse de 2 centimètres cubes d'émulsion de mercure avec la gomme arabique, le 14 mars 1903.

Le 16 mars, 470 grammes, diarrhée, gonflement considérable de la cuisse. Avec la seringue, par aspiration on obtient un liquide hématique, avec de très nombreux leucocytes; certains contiennent une sphère mercurielle, mais ils sont moins nombreux que chez la grenouille.

Le 17 mars, la diarrhée a cessé, 460 grammes, le gonflement de la cuisse diminue un peu. *Injection intra péritonéale*, de 5 cen-

timètres cubes d'eau distillée; deux heures après nous recueil-
lons de la sérosité péritonéale avec une pipette, par capillarité.
Malgré de nombreux examens, pas de leucocyte mercurifère.

A l'autopsie, congestion généralisée, surtout de l'intestin.

Localement l'émulsion s'est détruite, les gouttelettes mercurielles sont visibles à l'œil nu, entourées de membranes blanchâtres formées de leucocytes, et de fibrine; au milieu de ces
membranes il y a de très nombreuses sphères mercurielles
microscopiques.

Cobaye n° 2. — 21 avril 1903, 550 grammes. Injection de
2 centimètres cubes d'émulsion de mercure dans la cuisse.

Le 23 avril, 490 grammes, gonflement énorme de la cuisse.
L'examen du liquide local donne quelques leucocytes contenant
du mercure.

Le 25 avril, 480 grammes, le gonflement diminue.

Le 27 avril, *injection intra péritonéale* de 5 centimètres cubes
d'eau distillée; deux heures après nous trouvons, dans le liquide
péritonéal, deux leucocytes contenant chacun une petite sphère
de mercure.

Les dissociations de foie, de rate, de moelle des os dans le
sérum, bien que nous fournissant de très nombreux leucocytes,
ne nous permettent pas de découvrir de sphère mercurielle intra-
leucocytaire.

De même, l'examen de sang du cœur est négatif.

Cobaye n° 3. — 21 avril 1903, 580 grammes. Injection de
3 centimètres cubes d'émulsion de mercure dans la cuisse.

Le 23 avril, 500 grammes, gonflement de la cuisse, diarrhée.
L'examen du liquide pris au lieu de l'injection, montre des globules rouges avec de très nombreux leucocytes dont quelques-
uns contiennent du mercure se déplaçant avec les globules
blancs lorsque l'on presse sur la lamelle couvre-objet. Le gonflement va diminuant.

Le 4 mai, *injection dans le péritoine* de 5 centimètres cubes
d'eau distillée. Pas de leucocyte mercurifère, non plus que dans
le sang du cœur, ni dans la dissociation dans le sérum de foie,
de rate.

Cobaye n° 4. — Le 23 avril, 500 grammes. Injection de 3 centimètres cubes d'émulsion de mercure dans la cuisse.

Même gonflement que chez les trois précédents. Nous trouvons des leucocytes contenant une sphère mercurielle au lieu de l'injection. Le gonflement diminue de jour en jour; l'animal reprend du poids.

Le 15 mai, 480 grammes, *injection intra péritonéale* de 5 centimètres cubes d'eau distillée. Pas de leucocyte mercurifère, ni dans le liquide péritonéal, ni dans le sang du cœur. Localement, il ne reste que des membranes blanchâtres, on ne voit plus de mercure visible à l'œil nu. A l'examen microscopique de ces membranes blanchâtres on trouve de ci de là quelques sphères· mercurielles. Presque tout le mercure injecté a donc disparu.

Cobaye n° 5. — 520 grammes. Injection de 3 centimètres cubes de notre émulsion dans la cuisse, le 1ᵉʳ mai 1903.

Le 4 mai, gonflement de la cuisse, 450 grammes, leucocytes contenant du mercure, au lieu de l'injection.

Le 15 mai, *injection intra péritonéale* de 5 centimètres cubes d'eau distillée. Pas de leucocyte contenant du mercure, non plus que dans les dissociations du foie.

Localement membranes blanchâtres, qui traitées à chaud et à froid par l'iodure de potassium en solution concentrée ne présentent pas de changements de coloration.

Cobaye n° 6. — 500 grammes. Reçoit le mercure le 6 mai. Injection intra-péritonéale, le 14 mai. Examens négatifs du liquide péritonéal, du foie, de la moelle du fémur et de la rate.

Cobaye n° 7. — 480 grammes. Reçoit le mercure le 4 novembre.

Le 7 novembre, injection de 0,005 de pilocarpine pour amener de la leucocytose et essayer de faire passer des leucocytes mercurifères dans la circulation. L'animal meurt trois heures après l'injection, après des vomissements constants. A l'autopsie les poumons sont exsangues; le sang pris dans le cœur ne contient pas de leucocyte mercurifère.

Cobaye n° 8. — Reçoit du mercure, le 9 novembre, dans la cuisse, 560 grammes.

Le 12 novembre, injection de 0,003 de pilocarpine, l'animal meurt quatre heures après. Rien dans le sang du cœur.

Cobaye n° 9. — 530 grammes. Reçoit du mercure le 8 novembre. Le 19, on lui prend du sang au niveau de l'oreille en le sectionnant. Ce sang est de suite centrifugé dans le petit tube de l'hématocrite. On obtient une division environ du tube, remplie de globules blancs qui sont examinés, mais ne renferment pas parmi eux de sphère mercurielle.

Cobaye n° 10. — 520 grammes. Injection de 2 cc. 5 d'émulsion de mercure dans la cuisse gauche le 20 novembre.

Le 23 novembre, 440 grammes. Localement leucocytes contenant du mercure.

Le 24 novembre, injection d'un demi-centimètre cube d'essence de térébenthine dans le flanc droit.

Il se forme un abcès dans lequel nous puisons du pus les 26, 27 novembre. Ce pus est formé de globules blancs très granuleux, graisseux, en désintégration; pas de sphère de mercure.

Le 28 novembre, dans le pus de l'abcès M. le professeur agrégé Collet trouve dans un leucocyte granuleux dont on ne peut distinguer le noyau, une sphère de mercure à centre gris, avec un secteur lumineux très net. En déplaçant la préparation on trouve un amas de sept à huit cellules granuleuses avec une sphère mercurielle de 2 μ de diamètre à la partie supérieure droite et au centre une petite sphère qui n'a pas 1 μ de diamètre. Le reflet lumineux est net dans ces deux sphères, dont le contour est parfaitement circonférentiel et le centre gris.

Cobayes n° 11. — 570 grammes. Injection de mercure.

Le 22 novembre 1903, dans la cuisse gauche.

Le 24 novembre, 490 grammes. Leucocytes, contenant du mercure au lieu de l'injection.

Le 25 novembre, injection d'un demi-centimètre cube d'essence de térébenthine dans le flanc droit.

Le 26, 27, 28, 29 novembre, examen du pus : on n'y trouve pas de leucocyte mercurifère. L'injection intra-péritonéale de 5 centimètres cubes d'eau distillée le 30 novembre, ne donne que des résultats négatifs au point de vue des leucocytes mercurifères.

§ 3. RÉSUMÉ ET CRITIQUE DES EXPÉRIENCES

Notons tout d'abord que, malgré les conditions défavorables dans lesquelles vivaient nos grenouilles, une seule est morte, bien que nous en ayons conservé durant quinze et vingt jours : elles nous ont paru supporter très bien la présence du mercure dans leur sac dorsal. L'amaigrissement présenté, les premiers jours après l'injection, par les cobayes était considérable, atteignant parfois 100 grammes et plus ; mais, en somme, ils reprenaient leur poids normal en dix jours environ, la diarrhée ne durait que deux ou trois jours, la collection volumineuse formée au lieu de l'injection se résorbait petit à petit et, au bout de vingt jours en moyenne, il n'en restait plus trace : on ne retrouvait dans la cuisse, dont les fonctions étaient revenues, que des membranes blanchâtres, formées de leucocytes agminés, de fibrine, avec quelques sphères mercurielles disséminées. Or les doses que nous injections aux cobayes étaient énormes, dépassant sans aucun doute 0.20 de mercure. Balzer et Reblaud [3], en 1887 notaient déjà, à propos d'expériences sur des lapins, la grande différence de nocuité qu'il y a entre l'injection de mercure métallique à l'état d'huile grise et l'injection de mercure à l'état de sel. L'absorption dans ce dernier cas semble être beaucoup plus rapide.

Afflux de leucocytes. — Le fait qu'il nous faut de suite mettre en vedette, c'est l'arrivée en masse des leucocytes au lieu de l'injection. Chez la grenouille qui a reçu du mercure dans le sac lymphatique dorsal, pendant deux semaines (durée d'observation que nous n'avons guère dépassée) on peut, chaque jour, en retirer du liquide séropurulent, qui contient beaucoup de leucocytes, surtout polynucléaires et grands mononucléaires ; à l'état normal, on n'obtient que difficilement un peu de lymphe, si les prises se répètent. Injectant de l'huile grise dans les mêmes conditions, M. le professeur agrégé Collet[7] constate « un énorme gonflement du sac dorsal produit par un liquide séro-hématique (*Lyon médical* du 14 juin 1903) », où l'on trouve de très nombreux globules blancs. Nous n'avons jamais observé un tel gonflement chez nos grenouilles, auxquelles nous n'injections que V à VI gouttes de notre émulsion. Chez le cobaye, le gonflement qui se produit au lieu de l'injection, les ponctions que nous y avons faites et qui nous ont donné un liquide mi-hématique, mi-purulent, démontrent l'afflux des leucocytes au point de l'injection.

Parmi ces leucocytes, qui sont arrivés en masse au lieu de l'injection, nous en avons constamment observé qui contenaient une ou plusieurs sphères mercurielles. Une objection se présente de suite. *Comment distinguer l'accolement de l'absorption véritable ?* L'examen attentif de la lymphe du sac dorsal de la grenouille après injection du mercure, fait soupçonner que des lois biologiques et non physiques président aux phénomènes observés et que les leucocytes exercent bien leur pouvoir phagocytaire vis-à-vis des sphères mercurielles. Ce qui frappe en effet sous le microscope, c'est la localisation prépondérante des sphères mercurielles au niveau des globules blancs. Il y a fréquemment de nombreux globules rouges dans la préparation : nous n'en avons jamais vu présentant une sphère mercurielle accolée à lui; celles qui ne se trouvent pas au niveau des leucocytes, ou autour d'eux (car les plus grosses sphères, de 20 à 3o μ de diamètre, sont souvent entourées d'une couronne de leucocytes), ces sphères, dis-je, sont libres entre les globules. A mesure que l'on s'éloigne du jour de l'injection, ces sphères libres, nombreuses au début, deviennent de plus en plus rares : toutes celles qui demeurent semblent être intra-leucocytaires (fig. 2).

Si, d'autre part, en pressant doucement sur la lamelle couvre-objet avec la tête d'une épingle, on détermine des courants qui font mouvoir un de ces globules blancs, que nous appelons mercurifère, on voit la sphère se déplacer avec lui.

Il n'est pas rare, chez la grenouille, de rencontrer des leucocytes qui contiennent 2, 3 et même 4 sphères mercurielles ; ils sont peut-être plus nombreux que ceux qui n'en contiennent qu'une. Lorsqu'il n'y en a qu'une on constate qu'elle est au point en même temps que la cellule, que la netteté de contour de l'une disparaît en même temps que celle de l'autre. Lorsqu'il y en a plusieurs, on peut facilement se convaincre que dans certains cas, elles ne sont pas sur le même plan : l'une d'elles est au point, tandis que les autres apparaissent indistinctement ; abaisse-t-on ou élève-t-on l'objectif, la première devient indistincte, tandis qu'une ou deux autres prennent les caractères de parfaite netteté que la première vient de perdre. C'est ce que nous avons essayé de représenter par trois schémas qui sont la fidèle reproduction d'un cas pris entre de nombreux que nous avons observés : les sphères A, B et C apparaissent succcessivement, à mesure que l'on abaisse l'objectif, avec leur contour parfaitement circonférentiel, leur teinte noire et leur centre lumineux. On ne pouvait arriver à en mettre deux au point en même temps et c'était la sphère la plus volumineuse qui se trouvait dans le plan supérieur (fig. 4).

Enfin, maintes fois nous avons suivi les *mouvements amiboïdes des leucocytes mercurifères*; nous les avons vus se deplacer de 10 ou 20 μ entraînant avec eux la ou les sphères mercurielles (voir fig. 5).

Tous ces petits faits : localisation prépondérante des sphères mercurielles au niveau des globules blancs à l'exclusion des globules rouges, attroupement des leucocytes autour des grosses sphères mercurielles de 20 à 30 μ, déplacement simultané du globule blanc et du mercure, que ce déplacement soit provoqué ou physiologique, différence de niveau des sphères mercurielles d'un leucocyte, tous ces petits faits, dis-je, faisaient présumer que ce n'était pas le hasard qui disposait ainsi le mercure vis-à-vis des leucocytes, mais que la chimiotaxie peut-être, la phagocytose sûrement intervenaient pour le localiser ainsi; qu'il n'y avait pas accolement, mais absorption, inclusion réelles et que ce mercure était intra-leucocytaire.

C'est alors ce que démontrent de façon indubitable la présence des leucocytes mercurifères dans le péritoine, alors que l'injection de mercure a été faite dans le dos ou la cuisse, la présence aussi de tels leucocytes dans un abcès de fixation par l'essence de térében-

thine. Chez 7 grenouilles sur 42 et chez 1 cobaye sur 6 nous sommes arrivé à trouver 1 ou 2 leucocytes mercurifères, parmi ceux qu'avait fait affluer dans le péritoine une injection de sérum artificiel ou d'eau distillée.

Chez le cobaye n° 10, qui avait reçu du mercure dans la cuisse gauche le 20 novembre 1903, un demi-centimètre cube d'essence de térébenthine dans le flanc droit le 24 novembre, M. le professeur agrégé Collet a trouvé dans le pus de l'abcès déterminé par la térébenthine trois sphères mercurielles intra-leucocytaires. Ce sont là des résultats qui prouvent d'abord *l'absorption* du mercure par les globules blancs, sa situation intra-cellulaire et ensuite *le transport* de ce mercure par ces mêmes globules blancs, qui méritent bien, de ce fait, le nom de *leucocytes mercurifères* (fig. 4, 7 et 8).

Quels sont les leucocytes qui, plus spécialement absorbent le mercure? — C'est chez la grenouille encore que nous nous sommes attaché à résoudre cette question. Jamais nous n'avons vu de sphère mercurielle au niveau des lymphocytes, bien que l'on en rencontre un grand nombre, 10, 15 pour 100, au lieu de l'injection. Ce sont surtout les leucocytes polynucléaires, puis les grandes momonucléaires qui exercent leur pouvoir phagocytaire vis-à-vis du mercure émulsionné ; nous ne saurions donner de proportion. Les résultats peu satisfaisants obtenus avec les préparations sèches, colorées à l'hématéine-éosine ne nous permettent pas de dire si les éosinophiles, à qui MESNIL reconnaît un faible pouvoir phagocytaire, participent à cette absorption.

Dans le sang circulant, ni chez la grenouille, ni chez le cobaye, nous n'avons trouvé de leucocyte mercurifère. Nous avions pourtant chez deux cobayes, les n°[os] 7 et 8, injecté au premier o gr. oo5, au second o gr. oo3 de pilocarpine, afin de déterminer dans le sang un afflux de leucocytes. Ces deux cobayes, affaiblis par une injection récente d'émulsion mercurielle, sont morts, l'un deux heures, l'autre trois heures après avoir reçu la pilocarpine. Chez tous deux nous avons examiné, sans résultats, le sang du cœur moins d'un quart d'heure après leur mort.

Cela n'a d'ailleurs rien de surprenant car, comme le dit notre ami, le Dr DIRKS-DILLY[9], dans sa thèse de 1902 : « la leucocytose provoquée par la pilocarpine, presque toujours sensible une heure et demie après l'injection chez des cobayes normaux, porte surtout sur les lymphocytes et les mononucléaires ». A cause de la difficulté qu'il y a chez le cobaye à différencier les lymphocytes des mononucléaires, le Dr DIRKS-DILLY a dû les numérer ensemble : leur nombre, dans un cas pris au hasard, a été porté de 3429 à 7226, trois quarts d'heure après l'injection ; il ne semble pas que la pilocarpine détermine de polynucléose et nous avons vu que ce sont surtout les polynucléaires qui absorbent le mercure.

Afin d'avoir, réunis, un très grand nombre de leucocytes du sang circulant, nous avons centrifugé, dans le petit tube de l'hématocrite, quelques gouttes de sang pris au niveau de l'oreille d'un cobaye, le n° 9, qui avait reçu du mercure dix jours auparavant. Nous avons obtenu une très petite couche de leucocytes mêlés à des globules rouges ; nous n'avons pu déceler un seul globule blanc mercurifère malgré un examen soigneux et répété.

Enfin, nous n'avons jamais réussi dans de multiples dissociations de foie, de rate, de moelle, des os, soit chez la grenouille, soit chez le cobaye, à découvrir un leucocyte contenant une sphère mercurielle.

Y a-t-il contradiction entre nos résultats souvent négatifs (35 fois sur 42 chez la grenouille, et 5 fois sur 6 chez le cobaye) et les résultats obtenus par Stassano, qui, de façon constante, a trouvé du mercure dans les globules blancs du sang et dans le liquide péritonéal des chiens en expérience? Tout d'abord, Stassano a expérimenté avec le sublimé et nous avec le mercure métallique ; ensuite, il ne peut y avoir contradiction entre les résultats de l'observation microscopique et ceux de l'analyse chimique ; il entre dans la première un élément subjectif et personnel, que l'on retrouve à un degré bien moindre dans la seconde, et, si dans le cas présent, il y avait contradiction entre nos expériences et celles de Stassano, ce seraient celles de Stassano qui devraient être prises en considération, car la constatation positive d'un fait prévaut toujours contre des constatations négatives.

Mais, en fait, la contradiction n'existe pas. Nous n'avons, en effet, considéré comme positifs que les cas ne laissant pas place au doute, où la sphère mercurielle était d'un tel diamètre qu'il était impossible de la confondre avec une autre granulation. On comprend que des leucocytes, chargés, au sens propre du mot, d'une gouttelette mercurielle de 1 à 3 μ de diamètre, pour des raisons mécaniques et vraisemblablement biologi-

ques, ne se déplacent pas aussi facilement que des
cellules amiboïdes normales. De plus, les leucocytes
mercurifères les plus nombreux, loin du lieu de l'injection, devaient être, non pas ceux pour lesquels le doute
n'était pas possible, mais ceux qui contenaient d'infiniment petites sphères mercurielles qui, de ce fait,
échappaient à notre examen, ou tout au moins à une
différenciation facile, évidente, d'avec les granulations
physiologiques. Peut-être aussi la plupart des leucocytes qui, au lieu de l'injection, ont absorbé du mercure,
y meurent-ils, laissant à leurs successeurs un produit
moins toxique, plus facilement transportable et invisible
au microscope. Ce ne serait qu'après de multiples pas-
sages et transformations au sein de ces organites que
sont les leucocytes, que le mercure serait transporté au
loin. Seuls, les globules blancs les plus vigoureux pour-
raient emporter dans l'organisme une sphère mercurielle et ce sont eux que nous avons trouvés dans le
péritoine ou l'abcès de fixation.

Quel est donc ce sort ultérieur du mercure ? Est-il
oxydé ? Quelle transformation subirait-il afin de devenir transportable ? Nous ne pouvons répondre à ces
questions. En traitant par l'iodure de potassium en
solution concentrée les membranes blanchâtres que
l'on trouve dans la cuisse des cobayes douze à quinze
jours après l'injection mercurielle, nous n'avons pu
déterminer, comme nous pensions pouvoir le faire, la
formation d'iodure mercureux ou mercurique coloré.
D'autre part, quinze à vingt jours après avoir déposé
du mercure dans le sac dorsal de la grenouille, nous y
avons trouvé des sphères mercurielles parfaitement in-

tactes, à contour circonférentiel, avec un secteur lumineux très net.

Tels sont nos expériences, les faits qui nous ont semblé devoir être mis en vedette et les considérations auxquelles elles nous ont paru donné lieu. La méthode que nous avons suivie n'a d'autre mérite que de permettre une constatation visuelle, nette et indéniable du mercure intra-leucocytaire.

Stassano avait résolu la question par l'analyse chimique ; comme Montel, nous avons essayé de la résoudre par le microscope, par l'examen des phénomènes biologiques, en prenant, au lieu de calomel, du mercure métallique en émulsion et en déterminant loin du lieu de l'injection un afflux de leucocytes.

CHAPITRE IV

ROLE DES CELLULES ENDOTHÉLIALES
ROLE DU NOYAU DES LEUCOCYTES
ET DU NOYAU DES CELLULES ENDOTHÉLIALES
DANS LA FIXATION DU MERCURE[1].

SON ÉLIMINATION
AU NIVEAU DE L'INTESTIN

Stassano[25,26], dans une série de communications à l'Académie des sciences, en 1900, 1901 et 1902, a pénétré bien plus avant que nous dans la question de l'absorption du mercure dans l'organisme. Ses recherches complètent notre thèse et nous croyons bien faire en les exposant fidèlement.

Rôle des cellules endothéliales dans la fixation du mercure. -— Stassano[25] avait observé que le mercure s'accumule dans les organes les plus vasculaires, où il est facile de le déceler, alors même qu'il a complètement disparu du sang. On pouvait en déduire que c'était à l'affinité des parois vasculaires pour ce métal qu'il fallait rapporter sa prédominance dans ces organes. Mais est-ce dans l'endothélium, est-ce dans les autres tuniques que se fixe le mercure ?

Or, il est possible d'entraver les manifestations vitales de l'endothélium en faisant arriver dans les vais-

seaux du violet de méthyle, qui se fixe sur les cellules.
Si donc, après une injection préalable de 3o à 4o centimètres cubes d'une solution saturée de violet de méthyle dans les veines d'un chien de forte taille, on
lui injecte 3o milligrammes de sublimé, on ne trouve
dans les organes les plus vasculaires que des traces
inappréciables de mercure, tandis que chez des chiens
n'ayant pas reçu de violet de méthyle, mais seulement
du sublimé, dans le même poids d'organes, le mercure
est non seulement facile à mettre en évidence, mais il
est même possible de le doser. Ainsi les cellules endothéliales des vaisseaux fixent le mercure.

Rôle des noyaux. — Quelle est maintenant la
partie de la cellule qui fixe le mercure ? Est-ce le protoplasma, est-ce le noyau? STASSANO, par le raisonne-
ment, par des recherches chimiques et des observations
microscopiques, établit que c'est dans les noyaux
que se fixent les métaux, le mercure en particulier et
que cette localisation doit être rapportée à leur ri-
chesse en nucléines.

C'est, en effet, un fait remarquable que l'affinité considérables des leucocytes, si riches en nucléines, pour les
métaux: il est logique d'y voir une relation de cause à
effet. Mais on trouve, d'ailleurs, des exemples de cette
affinité des nucléines pour les métaux. Si, chez des jeunes chiens, dans un certain poids d'organes, on trouve
plus de mercure que dans le même poids des mêmes
organes de chiens adultes injectés dans les mêmes conditions, c'est que les granulations des cellules endothéliales, découvertes par KOWALEWSKY chez les ani-

maux inférieurs, existent chez les jeunes chiens et présentent tous les caractères des nucléines.

D'autre part, c'est dans les organes les plus riches en noyaux cellulaires, par suites en nucléines, thymus, pancréas, ovaires, testicules, corps thyroïde, que d'après les recherches de STASSANO, se fixe précisément le mercure.

Les globules rouges des mammifères, qui ne contiennent pas de noyaux, sont les seuls éléments qui ne retiennent pas le mercure, tandis que les globules rouges des oiseaux, qui sont nucléés, contiennent du mercure après injection de sublimé dans les veines.

La membrane péri-œsophagienne de la grenouille offre un exemple frappant de cette localisation des métaux dans le noyau, lorsque l'on a injecté à cet animal du saccharate de fer, et traité la membrane par le ferrocyanure de potassium en présence de l'acide chlorhydrique étendu : les noyaux sont colorés en bleu de Prusse et seuls colorés, car seuls ils contiennent du fer.

Comment expliquer ces phénomènes ? STASSANO, les fait rentrer dans la loi qui préside à la saturation d'un acide par une base : Et, en effet, les noyaux, leurs acides nucléiniques, ont une affinité considérable pour les couleurs basiques. Si l'on transforme ces acides nucléiniques en sels par une longue action du sulfate de cuivre par exemple, ou du chlorure d'or sur les cellules on peut prévoir que les couleurs basiques, agissant ensuite, ne coloreront plus ou coloreront mal les noyaux. C'est ce qui se produit aussi après injection de sublimé : les noyaux se colorent plus difficilement étant devenus neutres.

On peut avec le vert de méthyle répéter des expériences analogues : le vert de méthyle en milieu acide a la couleur verte caractéristique ; à mesure que le milieu devient neutre, la coloration va jusqu'au violet rouge en passant par le bleu. Les noyaux en activité sont colorés en vert clair, en bleu ou violet ceux qui sont au repos. Or, les noyaux des hématies de grenouilles réchauffées, colorés en vert clair par le vert de méthyle, passent au bleu cobalt foncé après l'injection du sublimé :

« Ce changement est dû, sans doute à l'affaiblissement de l'acidité de la chromatine par le fait de la nouvelle combinaison contractée par ses acides nucléiniques avec le mercure, combinaison qui exclut celle qu'elle pourrait contracter avec les matières colorantes. »

C'est bien, en effet, une combinaison. Dans les nucléines des levures de bière, cultivées dans un moût additionné de 1 milligramme de sublimé par litre, STASSANO a trouvé une certaine quantité de mercure. Or, d'une part, le sulfhydrate d'ammoniaque ne le fait apparaître que très lentement à l'état de dépôt de sulfure de mercure au fond du tube à essai où l'on opère. Ce dépôt augmente sensiblement à partir de vingt-quatre heures, *sans représenter jamais la totalité du mercure contenu dans les solutions nucléiniques.* D'autre part, la fixation du mercure au pôle négatif, dans des solutions de nucléines en contenant, n'est jamais aussi rapide que si ce métal s'y trouvait à l'état libre, la séparation ne s'effectuant qu'au fur et à mesure de la décomposition des nucléines par le courant. Enfin, (troisième et dernier argument en faveur de la combinaison du mercure avec les nucléines), l'hématoxyline en solution aqueuse est troublée et précipitée par le bichlorure de mercure dissous dans l'eau ou le sérum sanguin, mais reste inaltérée, rouge violette, dans une solution de nucléines contenant du mercure.

Le noyau a donc, dans la cellule, la propriété de fixer le métal en le combinant avec ses parties acides.

Elimination du mercure par l'intestin. — KOBERT avait vu les leucocytes, chargés de saccharate de fer, se diriger vers l'intestin, traverser ses parois, tomber dans sa lumière où ils étaient détruits. STASSANO[27-28], soupçonnant un mode analogue d'élimination du mercure au niveau de la surface intestinale, chercha à narcotiser les leucocytes. Pour ce faire, avant d'injecter du sublimé à des chiens, il leur injecte jusqu'à 15 à 20 centigrammes de morphine par kilogramme d'animal : la narcose abaisse considérablement la diapédèse des leucocytes à travers les tissus ; ce qui le prouve, c'est que, chez des animaux narcotisés, les globules blancs ne se laissent plus attirer dans le péritoine par la solution physiologique.

Bien qu'abaissant le pouvoir de diapédèse, la narcose ne diminue pas sensiblement le pouvoir d'absorption des leucocytes, qui se montrent assez chargés de mercure après une injection intra-veineuse de sublimé, suivie d'une injection de morphine aux doses indiquées ci-dessus. On peut encore, par un autre procédé, l'injection intra-veineuse de peptones qui amène une désagrégation étendue des leucocytes, empêcher leur arri-

vée au niveau de l'intestin. « Dans les deux cas, dit
Stassano, on a empêché les mouvements des globules
blancs ; l'apport du mercure dans l'intestin a été considérablement inférieur à celui qui se produit dans le
même laps de temps chez des chiens normaux de même
poids et de même âge.

Dans les deux cas, on a amoindri la participation
des leucocytes à l'élimination du mercure par l'intestin :
on a obtenu des résultats concordants qui prouvent la
réalité de cette participation, son importance, puisque
dans les deux cas il y a eu diminution marquée de l'élimination du mercure par l'intestin. Ce sont donc les
leucocytes qui, dans leur diapédèse continuelle au niveau de la muqueuse intestinale, venant se perdre corps
et biens dans la lumière intestinale éliminent non seulement le mercure d'ailleurs, mais toutes substances
étrangères introduites dans l'organisme. Cette élimination décroît à partir du duodénum jusqu'au gros
intestin dans le même rapport que l'activité de la diapédèse leucocytaire.

« L'élimination du mercure par les glandes doit
aussi avoir pour agents les leucocytes. On sait, en
effet, que les glandes en activité sont le siège d'un
afflux considérable de leucocytes et le mercure se rencontre dans plusieurs sécrétions de même que dans les
excreta à l'état de combinaison nuclénique ».

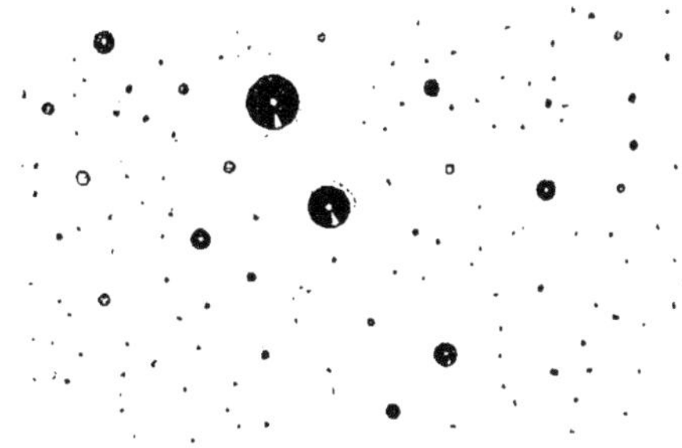

Fig. 1 — Mercure en émulsion dans la gomme arabique. (800 d.)

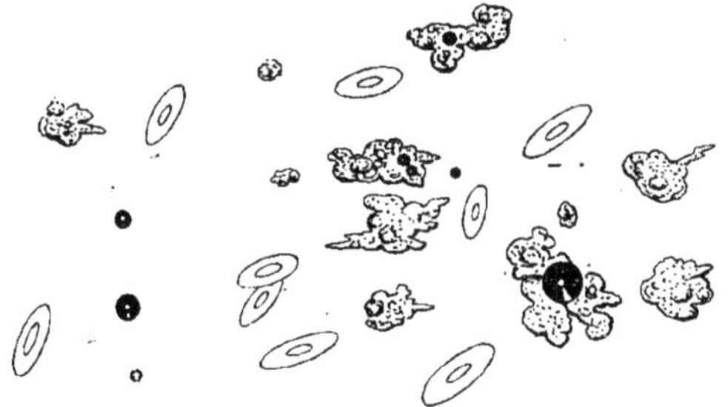

Fig. 2. — Sérosité prise dans le sac dorsal lymphatique
de la grenouille, lieu de l'injection.

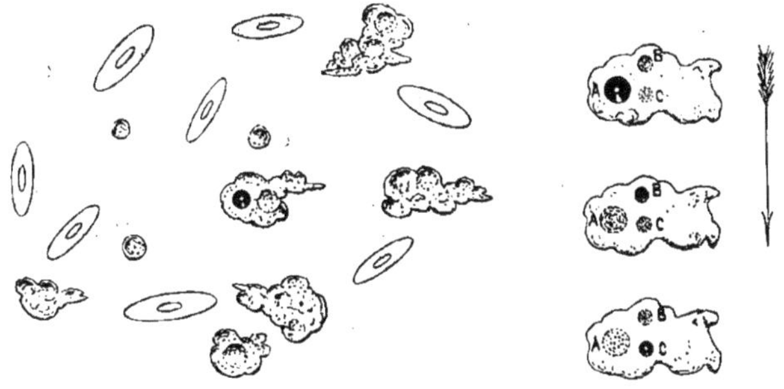

Fig. 3.— Leucocyte mercurifère de la
sérosité péritonéale de la grenouille.

Fig. 4. — Trois sphè-
res mercurielles in-
traleucocytaires, ap-
paraissant successi-
vement à mesure que
l'on abaisse l'objectif.

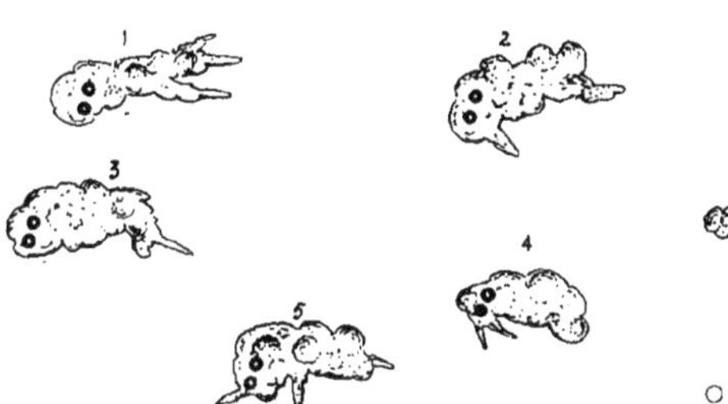

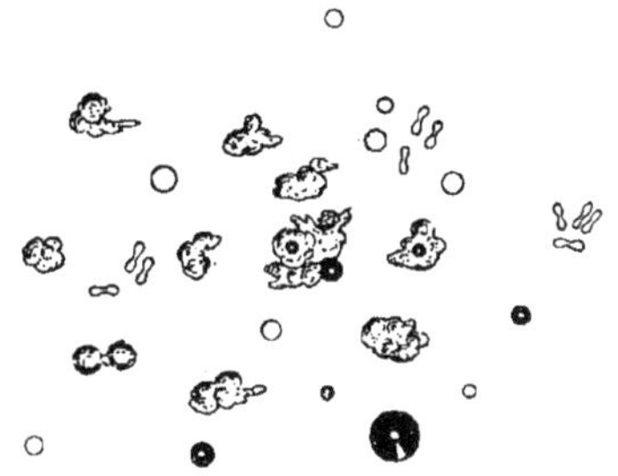

Fig. 5. — Mouvements amiboïdes d'un leucocyte mercurifère de la grenouille.

Fig. 6. — Leucocytes du cobaye (lieu de l'injection mercurielle).

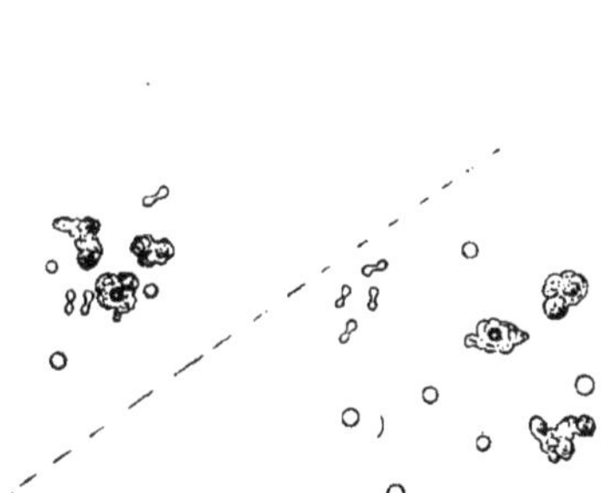

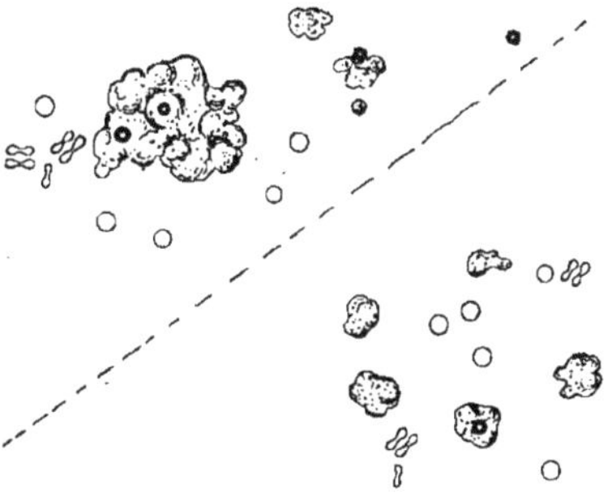

Fig. 7. — Leucocytes mercurifères du cobaye (sérosité péritonéale).

Fig. 8. — Leucocytes mercurifères du cobaye (abcès de fixation, loin du lieu de l'injection).

CONCLUSIONS

I. Le mercure, en émulsion dans l'huile ou la gomme arabique dissoute, apparaît, au microscope, sous la forme de sphères infiniment petites, dont certaines n'ont pas 1 μ de diamètre, à contour circonférentiel parfait, de teinte noire mate, avec un centre lumineux. Ces sphères mercurielles sont faciles à reconnaître dans le globule blanc.

II. L'injection de mercure émulsionné au moyen de la gomme arabique détermine à son niveau, chez la grenouille et le cobaye, un afflux considérable de leucocytes.

III. Au lieu de l'injection, on trouve constamment des leucocytes mercurifères.

IV. Ce sont des polynucléaires et des mononucléaires, jamais des lymphocytes.

V. Ces leucocytes mercurifères ont conservé leurs mouvements amiboïdes.

VI. Ils transportent le mercure dans l'organisme, comme le prouve leur présence dans le péritoine.

VII. Ce transport est aussi prouvé par leur présence dans un abcès de fixation, déterminé par l'essence de thérébentine, loin du lieu de l'injection mercurielle.

VIII. Il est vraisemblable que l'absorption et le
transport du mercure, sous la forme de gouttelettes
métalliques par les leucocytes, ne sont pas le seul
mode de diffusion de ce métal dans l'organisme.

INDEX BIBLIOGRAPHIQUE

1. Arnozan, Absorption de salicylate de soude par les leucocytes Congrès de Bordeaux, 1900).

2. Balzer et Mlle Klumpke, Elimination de mercure (Revue de médecine, 1888).

3. — Lésions causées par les injections d'oxyde jaune et d'huile grise (Bulletin de la Société médicale des hôpitaux, 11 mars 1887 ; Gazette hebdomadaire de médecine et de chirurgie. 1887; Société de biologie, 1888).

4. Besredka, Etude sur l'immunité vis-à-vis des composés arsénicaux, trois mémoires (in Annales de l'Institut Pasteur, 1899) dont un sur le rôle des leucocytes dans l'intoxication par une combinaison sulfurée d'arsenic.

5. Chantemesse, Le globule blanc (Presse médicale, décembre 1898).

6. Cheminade, Recherches cliniques et expérimentales sur les injections hypodermiques de calomel (th. Bordeaux, 1888-1889).

7. Collet, Absorption du mercure métallique par les leucocytes (Lyon médical, 14 juin, 1903).

8. Davaine, Sur l'absorption des corps solides déposés dans les tissus (Deutsche medicin, Wochenschrift, 1892, p. 965).

9. Dirks-Dilly, De quelques leucocytoses toxiques (th. Lyon, 1902).

10. Jullien, Quelques mots sur les injections hypodermiques de calomel (Ann. de derma. et syph., 1884).

11. Kobert, Passage du fer dans le lait (in Görbersdorfer Veröffentlichungen, 1898, p. 118-139).

12. — Arbeit des pharmak., Institutes zue Dorpat, 1893-1894.

13. M. Labbé, Rôle des leucocytes dans l'assimilation et la répartition des médicaments dans l'organisme (Presse médicale, 17 octobre 1903).

14. Labbé, Lortat, Jacob, Absorption de l'iode et des composés iodés par les leucocytes (Société de biologie, 4 juillet 1902).

15. Lortat-Jacob, L'iode et les moyens de défense de l'organisme (th. Paris, 1903).

16. Lombard, Contribution à l'étude physiologique des leucocytes, Absorption de l'atropine et de la strychnine (th, Paris, 1901).

17. Mayet, Examen des globules blancs (Lyon médical, 1890).

18. Merget, Action toxique, physiologique et thérapeutique des vapeurs mercurielles. Recherche du mercure dans les tissus et les liquides de l'organisme (th. Bordeaux, 1888-1889).

19. Mesnil, Résistance des vertébrés inférieurs vis-à-vis des microbes (Annales de l'Institut Pasteur, 1895).

20 Metchnikoff, Théorie des phagocytes (Annales de l'Institut Pasteur, 1887).

21. — L'immunité dans les maladies infectieuses, 1901.

22. Montel, Du rôle des leucocytes dans l'absorption de certains médicaments introduits par la voie hypodermique et péritonéale (th. Bordeaux, novembre 1900).

23. Ranvier, Archives de physiologie, 1875 — Traité d'histologie.

24. Stassano, Absorption du mercure par les leucocytes (Comptes rendus des séances de l'Académie des sciences, 1898).

25. STASSANO, Rôle du noyau des cellules dans l'absorption (C. R. des séances de l'Académie des sciences, 1900).

26. — Elimination du mercure par l'intestin (C. R. des séances de l'Académie des sciences, 1901).

27. — Elimination du mercure par les glandes (C. R. des séances de l'Académie des sciences, 1902).

28. — Sur l'intensité décroissante de l'élimination du mercure dans les différentes régions de l'intestin à partir du duodénum (C. R. des séances de la Société de biologie, 1902).

29. STASSANO et BOURCET, Leucocytes et iode (C. R. des séances de l'Académie des sciences, 1901).

30. STASSANO et BILLON (C. R. des séances de l'Académie des sciences, 1902).

31. STENDER et SCHMUL, Présence du fer dans les leucocytes de la rate et du foie (Lehrbuch der Intoxicationen, p. 299).

32. WELANDER, Absorption et élimination du mercure (Annales de dermato - et syphiligraphie, 1886).

TABLE DES MATIÈRES

www.ingramcontent.com/pod-product-compliance
Ingram Content Group UK Ltd.
Pitfield, Milton Keynes, MK11 3LW, UK
UKHW021457090726
13657UKWH00003B/1373